Manuel pratique pour booster simplement et rapidement votre testostérone: Augmentez votre énergie, votre vitalité et votre libido !

Vincent Mellet

Mentions légales

***

Droits d'auteur © 2023 Vincent Mellet
Tous droits réservés.

***

«Tous droits de reproduction, d'adaptation et de traduction, intégrale ou partielle réservés pour tous pays. L'auteur ou l'éditeur est seul propriétaire des droits et responsable du contenu de ce livre.»

***

«Le Code de la propriété intellectuelle interdit les copies ou reproductions destinées à une utilisation collective. Toute représentation ou reproduction intégrale ou partielle faite par quelque procédé que ce soit, sans le consentement de l'auteur ou de ses ayant droit ou ayant cause, est illicite et constitue une contrefaçon, aux termes des articles L.335-2 et suivants du Code de la propriété intellectuelle»

DISCLAIMER – AVERTISSEMENT

Ce livre est un condensé de connaissances et d'expériences personnelles sur le sujet abordé. Les conseils donnés dans ce livre sont tirés de recherches et d'expérimentations personnelles ayant eu de l'efficacité selon l'auteur.

En aucun cas il ne constitue un avis, une orientation, une recommandation ou une solution médicale et ne peut remplacer la consultation d'un professionnel de santé ou de votre médecin référent.

Pour toute question, tout problème de santé, avant tout changement d'hygiène de vie ou toute prise de complément alimentaire, veuillez toujours consulter un professionnel de santé.

Table of Contents

AVANT-PROPOS

Vous devez voir qu'autour de vous, le manque d'énergie est devenue monnaie courante. Comment se fait-il que nous soyons fatigués, démotivés, impuissants ? Les raisons sont multiples vu les nombreux changements qui ont eu lieu dans le monde en seulement quelques décennies. Notre environnement et notre sens ont été fortement impactés.

Nos ancêtres, pas si lointains, étaient plus robustes, plus virils et trouvaient un sens à leur vie. En comparant leur mode de vie et le nôtre, nous pouvons identifier les changements survenus et agir en conséquence, tout en gardant les aspects positifs apportés par l'industrie et la technologie. Le meilleur des deux mondes.

Il faut bien sûr chercher à améliorer notre vie sur tous les plans mais cela commence par l'optimisation de notre santé physique, hormonale qui joue un rôle majeur sur la façon dont nous percevons et interagissons avec le monde.

Pour cela, il existe des leviers simples, qui sont précisément le sujet de ce livre. Il s'agit d'un manuel court et facile d'utilisation pour permettre la mise en place rapide d'actions simples qui apporteront des changements importants. Additionnées et cumulées dans le temps, ces actions impacteront votre santé, votre libido et votre vie.

Prenez connaissance des informations qui se trouvent ici et agissez. Sans action, pas de changement.

Excellente lecture et longue vie à vous !

Ah, au fait... Pourquoi cet avocat en couverture ? Son apparence, sa texture et le fait qu'il pousse par paires ont conduit à l'attribution de son nom aztèque, "ahuacatl", qui signifie "testicule". Egalement, il est source de bonnes graisses favorables à votre virilité.

PARTIE 1

Alimentation

Alimentation brute

Pour que vos hormones puissent évoluer aisément, leur donner la meilleure nourriture est essentielle. Pour rendre la chose simple, adoptez un régime alimentaire où vous vous nourrirez de ce qui peut voler, nager, courir et de ce que vous pouvez cueillir (œufs compris !). C'est un moyen efficace de savoir si ce qu'on s'apprête à ingurgiter est bon ou non pour notre santé.

Le régime alimentaire que je peux vous recommander est le régime paléolithique dont voici les fondements :

- Aliments à privilégier : Le régime paléo met l'accent sur les aliments non transformés et nutritifs tels que la viande, le poisson, les œufs, les légumes, les fruits, les noix, et les graines. Préférez-les biologiques dans la limite du possible. Concernant la viande, préférez-la nourrie à l'herbe et non aux céréales. Pour le poisson, préférez-le sauvage. Concernant les œufs, préférez les bio afin de bénéficier de lipides de qualité contrairement aux œufs de poules élevées aux céréales (dans de mauvaises conditions et médicamentées). Utilisez des légumes crucifères tels que le radis, le navet et les brocolis dans l'alimentation pour réduire la production d'œstrogènes et favoriser une augmentation du taux de testostérone.

- Éviter les aliments transformés : Éliminez les produits transformés riches en sucres ajoutés, en céréales raffinées, en huiles végétales industrielles, et en additifs chimiques (et donc aussi en perturbateurs hormonaux).

- Adieu aux céréales et aux légumineuses : Le régime paléo exclut les céréales telles que le blé, le maïs, le soja ainsi que les légumineuses comme les haricots et les lentilles. Ces aliments contiennent souvent des anti-nutriments qui peuvent provoquer des problèmes digestifs et des réactions inflammatoires (qui ne vont pas dans le sens de la testostérone !). Le riz et le petit-épeautre peuvent être modérément consommés. La patate douce, la pomme de terre, le manioc et l'igname (tubercules) peuvent être également une alternative relativement saine aux céréales.

- Le lait et les produits laitiers en option : Certaines variantes du régime paléo autorisent la consommation de produits laitiers de qualité tels que le lait cru, le yaourt non sucré et le fromage, mais de manière modérée.

- Les bienfaits de la graisse saine : Intégrez des graisses saines dans votre alimentation, comme l'huile d'olive, l'huile de coco, les avocats et les noix. Le carburant de votre hormone favorite !

Préférez les biologiques et pressées à froid et évitez les autres huiles végétales.

- Aliments bio et locaux : Favorisez les aliments biologiques et locaux chaque fois que possible pour minimiser l'exposition aux pesticides et aux additifs.

- Préparation simple : Optez pour des méthodes de cuisson simples et naturelles, comme la cuisson à la vapeur, la grillade, ou la cuisson au four. Évitez les fritures excessives. Cette approche permet de conserver les précieux micronutriments contenus dans les aliments.

- Écoutez votre corps : Écoutez les signaux de faim et de satiété de votre corps. Le régime paléo encourage une alimentation intuitive.

Adopter une alimentation simplifiée permettra de renforcer votre corps par l'assimilation de nutriments sains et riches en énergie, de lui permettre de bien se nettoyer et donc de rester léger et alerte et de réguler vos taux d'insuline (hormone qui régule le taux de sucre présent dans votre sang). De nos jours, le sucre est trop largement consommé et le corps en subit les conséquences par de trop nombreuses variations de l'insuline ce qui a un impact sur nos niveaux d'énergie et notre équilibre hormonal.

Vous trouverez de nombreuses ressources sur le régime paléolithique sur internet et dans les livres. Les auteurs les plus connus sur ce sujet sont : Julien Venesson, Mark Sisson et Loren Cordain.

Jetez un œil aussi du côté du régime méditerranéen-crétois, du régime carnivore qui sont des diètes s'inscrivant dans la même dynamique.

Cholestérol et testostérone

Le cholestérol, ce composé lipidique longtemps stigmatisé, est en réalité une molécule vitale pour notre organisme. Il joue un rôle crucial dans la formation des membranes cellulaires, la synthèse des hormones stéroïdiennes, et la production de la bile nécessaire à la digestion des graisses.

La connexion entre le cholestérol et la testostérone réside dans le processus de synthèse hormonale. Le cholestérol est le précurseur fondamental de toutes les hormones stéroïdiennes, y compris la testostérone. Ainsi, sans cholestérol, la production de testostérone serait impossible.

De ce fait, dans votre régime alimentaire, n'hésitez pas à augmenter les lipides (graisses) et à diminuer les glucides (sucres, féculents). Vous donnerez ainsi plus de carburant à votre corps pour qu'il puisse satisfaire le bon fonctionnement de votre système hormonal et qu'il puisse optimiser vos taux de testostérone. Le bœuf nourri à l'herbe, les poissons gras sauvages, les œufs bio, le beurre cru ou le ghee sont vos amis !

Micronutriments

Les vitamines, les minéraux et les oligoéléments sont nécessaires à la production de votre testostérone. En mangeant de manière variée et brute, comme vu précédemment, vous augmentez votre potentiel hormonal. Le mode de vie moderne qui induit des niveaux de stress trop souvent élevés, des pollutions de toutes sortes et de la nourriture faible en nutriments pousse notre corps à puiser dans ses ressources internes : consommer quotidiennement des fruits, des légumes voire des compléments alimentaires comme nous le verrons plus bas, s'avère aujourd'hui essentiel.

Une façon de faire le plein de micronutriments est de consommer des jus de légumes. J'ai bien écrit jus de légumes car lors du processus d'extraction, les fibres des aliments sont mises de côté : si vous y mettez des fruits, l'incidence sur votre taux de sucre dans le sang sera forte.

Vous trouverez facilement un extracteur de jus sur internet ou dans un magasin proche de chez vous. Epluchez vos légumes et passez les dans l'extracteur. Buvez. C'est aussi simple que ça. Pensez à les varier afin de couvrir un large spectre de vitamines et minéraux.

Calories : Quantités et qualité !

Pour maintenir ses taux de testostérone au sommet de leur forme, il est crucial de comprendre que les calories, leur quantité, et surtout, leur qualité, jouent un rôle central.

Tout d'abord, penchons-nous sur la quantité de calories. Il est tentant de croire que réduire drastiquement son apport calorique est la voie vers une silhouette athlétique et des niveaux de testostérone élevés. Erreur ! Le jeûne sévère et les régimes draconiens peuvent signaler à notre organisme que la disette approche. Le résultat ? Une chute brutale de la production de testostérone, l'instinct de survie prenant le pas sur notre quête de perfection physique. Il est essentiel de maintenir un apport calorique raisonnable pour garantir que les besoins énergétiques de notre corps soient comblés sans pour autant sombrer dans la surabondance calorique.

La qualité des calories est tout aussi primordiale. Les junk foods bourrés de sucres raffinés et de graisses saturées sont des poisons pour notre précieuse testostérone. Ils entraînent des pics d'insuline, une inflammation chronique, et un surcroît de graisse corporelle, autant d'éléments qui étranglent notre production hormonale. En revanche, une alimentation riche en nutriments, comprenant des protéines de qualité, des graisses saines, des fibres, et une pléthore de légumes colorés, favorise une physiologie optimale, soutenant ainsi des niveaux de testostérone en plein épanouissement.

Sans la quantité et la qualité, votre corps percevra la famine et ne sera pas à même de s'occuper de l'intégralité de ses fonctions. Il se concentrera sur ce qui est vital pour lui et délaissera les performances hormonales. La reproduction est moins urgente que les battements du cœur n'est-ce pas ?

La quantité (adaptée) et la qualité que vous donnerez à votre corps lui permettront de se sentir en sécurité et de pouvoir déployer son plein potentiel.

Le stress fait également partie intégrante de ce sentiment de sécurité. Nous aborderons plus loin comment apprendre à le gérer et à le réguler.

Mastication

La tendance à dévorer les repas sans prendre le temps de mâcher soigneusement est devenue monnaie courante. Cette habitude affecte non seulement notre digestion, mais aussi notre assimilation des nutriments essentiels. En négligeant la mastication adéquate, nous privons notre corps de l'occasion précieuse de préparer le terrain pour une digestion optimale.

Pourtant, mâcher consciencieusement ne se limite pas à une simple question de ralentissement. C'est un réflexe à adopter qui active une cascade d'événements bénéfiques dans notre système digestif. La salive, riche en enzymes digestives, entame le processus de décomposition des aliments dès le premier contact dans la bouche. Une mastication prolongée permet une prédigestion efficace, facilitant ainsi le travail de l'estomac et des intestins, et libérant les nutriments vitaux de leur gangue alimentaire.

Également, une mastication lente et attentive agit comme un signal envoyé au cerveau, indiquant la satiété de manière plus précise. Cette connexion entre l'acte de mâcher et la sensation de satiété contribue à la régulation de l'apport calorique, prévenant ainsi les excès alimentaires et favorisant un poids corporel équilibré.

En prenant soin de bien mâcher, vous obtiendrez aussi une meilleure respiration, une mâchoire en meilleure forme et des dents en meilleure santé.

Il est donc impératif de réhabiliter l'art de manger lentement et de bien mâcher. Cultiver cette habitude revient à honorer notre corps, à lui offrir le temps et l'attention nécessaires pour une nutrition optimale.

Allergies alimentaires

Nous pouvons être sensibles, intolérants ou allergiques à tout un tas d'aliments et cela peut entraîner de nombreux désordres physiques et mentaux.

Il peut être intéressant de déterminer les aliments qui ralentissent votre potentiel et pour cela vous trouverez sur internet pléthore de laboratoires proposant ce genre de test. Cela peut être onéreux mais une fois en possession de ces précieuses informations et de leur impact sur la qualité de votre vie, vous ne regretterez probablement pas votre achat.

Les allergies les plus connues sont celles au gluten, au lactose, à la caséine, à l'histamine, aux salicylates, aux oxalates, aux sulfates, au glutamate… Et peut-être que votre brouillard mental, votre fatigue constante, votre libido en berne peuvent y être dus…

Afin éviter d'acheter un test, vous pouvez aussi simplement exclure, supprimer un ou des types d'aliments de votre alimentation pendant plusieurs jours ou semaines et voir comment vous vous sentez. Tenez un journal et faîtes des liens entre l'exclusion de tel type d'aliment et votre niveau de forme : plus d'énergie, meilleure libido, meilleure digestion, plus de clarté mentale…

***

Considérons que vous avez à présent les bases d'une bonne alimentation et suffisamment de substance pour orienter vos choix vers une nouvelle et une meilleure santé. Voyons à présent comment prendre soin de vous et de votre force masculine dans la vie de tous les jours… Petites habitudes et grands impacts (positifs bien évidemment !) !

PARTIE 2

Hygiène de vie

Plusieurs habitudes simples à installer peuvent avoir un impact important sur vos hormones. Ci-dessous vous trouverez une liste des principales actions que vous pouvez mettre en place dès aujourd'hui.

- **Perturbateurs endocriniens:** Ils sont contenus dans de nombreux produits de notre quotidien et bloquent les hormones naturelles, interférant ainsi avec le fonctionnement normal du système hormonal, y compris la régulation de la testostérone. On les trouve dans les produits ménagers, l'alimentation et ses emballages (plastique, pesticide, insecticide…), les produits utilisés pour traiter les meubles, l'eau, les produits industriels, les plats préparés… Les éviter totalement peut s'avérer complexe mais les réduire drastiquement est largement réalisable. Evitez le parabène, les bisphénols, l'aluminium, les phtalates, la dioxine, le plomb, les additifs alimentaires (sur les étiquettes ils se présentent comme tel : un « E » suivi de trois numéros (exemple : E123)).

Eau: L'eau permet à votre corps de se nourrir et de s'hydrater. Ne consommez pas directement l'eau du robinet qui contient des résidus chimiques, des bactéries, des métaux lourds, des toxines et des hormones féminines. Dans le pire des cas, consommez de l'eau en bouteille (pas idéal car est contenue dans du plastique) et dans l'idéal filtrez, minéralisez et dynamisez votre eau (du robinet). Pour ce faire, voici trois références de filtres à eau éprouvés : fontaine EVA, Berkey, Berkefeld.

Plastique: Si vous suivez le régime paléo, vous allez largement diminuer ce problème. Evitez au maximum le plastique alimentaire : boîtes en plastique, emballages des aliments, boîtes de conserve, bouteilles d'eau…

- **Stress:** Le stress, en particulier le stress chronique, peut avoir un impact néfaste sur nos niveaux de testostérone. Lorsque le corps est confronté à des situations stressantes, il libère l'hormone du stress, le cortisol. Cette réaction est une réponse naturelle, mais lorsque le stress persiste, le cortisol peut commencer à supprimer la production de testostérone.

Impacts majeurs:

Le cortisol et la testostérone sont en quelque sorte en compétition dans le corps. Une augmentation du cortisol peut entraîner une diminution de la testostérone.

Le stress peut perturber l'équilibre hormonal en influençant la glande pituitaire, qui régule la production de nombreuses hormones, y compris la testostérone.

Le stress chronique peut perturber le sommeil, et le sommeil de qualité est essentiel pour la production de testostérone.

Gestion du stress:

Comme vu plus haut, une bonne alimentation permettra à votre corps de supporter le stress.

Des moyens de baisser ou de réguler les niveaux de cortisol sont la respiration, le repos et le sommeil. Plusieurs méthodes simples à mettre en place sont à votre disposition :

- *respiration nasale*: Elle offre de nombreux avantages pour la santé, notamment la filtration et l'humidification de l'air inspiré, la régulation de la température, la production d'oxyde nitrique bénéfique pour la circulation sanguine, et la stimulation du système nerveux parasympathique qui favorise la relaxation et la réduction du stress. A adopter le plus possible, elle doit (re)devenir votre respiration naturelle : en journée, pendant le sommeil, pendant un effort.

  Dans ce cadre, certains pratiquent le "mouth taping" qui est une technique de plus en plus populaire visant à améliorer la qualité du sommeil et la santé respiratoire. Elle consiste à sceller doucement les lèvres pendant le sommeil à l'aide d'un adhésif léger. Cette pratique encourage la respiration nasale exclusive.

- ***respiration en carré***: La respiration en carré est une technique de respiration qui implique une inspiration, une rétention, une expiration et une rétention, chacune ayant la même durée. Exemple : j'inspire pendant 4 secondes, je stoppe ma respiration (donc poumons pleins) pendant 4 secondes, j'expire pendant 4 secondes, je stoppe ma respiration pendant 4 secondes (donc poumons vides). Pratiquez 5 à 10 minutes pour commencer et si possible plusieurs fois dans la journée.

- ***cohérence cardiaque***: Inspirez profondément pendant 5 secondes, puis expirez pendant 5 secondes, de manière continue et sans bloquer votre respiration. Ce processus est à répéter 6 fois de suite, idéalement pendant 5 minutes, 1 à 3 fois par jour. Vous trouverez facilement des vidéos d'accompagnement sur YouTube ou des applications sur votre téléphone.

- *sieste*: La sieste est une pratique millénaire qui a le pouvoir de revitaliser notre esprit, notre corps, et même nos hormones. Lorsque nous négligeons notre sommeil, que ce soit à cause d'un rythme de vie effréné, du stress ou de l'insomnie, nos niveaux de testostérone peuvent en pâtir de manière significative. C'est là que la sieste entre en jeu.

  Des études scientifiques ont révélé que faire une sieste (plutôt « courte ») peut avoir un impact positif sur nos taux de testostérone. Lorsque nous offrons à notre corps un repos réparateur pendant la journée, nous réduisons le stress oxydatif et inflammatoire, deux facteurs qui contribuent à la baisse de la testostérone. En outre, la sieste améliore la qualité globale de notre sommeil nocturne, renforçant ainsi l'équilibre hormonal.

  La durée optimale d'une sieste pour stimuler les taux de testostérone varie selon les individus, mais généralement, une sieste de 20 à 30 minutes suffit pour obtenir des bienfaits significatifs.

Le timing de la sieste est tout aussi essentiel. L'idéal est de la programmer en début d'après-midi, lorsque votre niveau d'énergie tend à baisser naturellement. Cela vous permet de recharger vos batteries sans perturber votre rythme circadien.

Au début cela paraitra peu naturel peut-être, utilisons donc un réveil tout simplement. Vous verrez qu'à force de pratique, vous parviendrez à vous endormir en un clin d'œil et à vous réveiller 20 ou 30 minutes plus tard telle une horloge suisse interne parfaitement réglée !

- *NSDR (Non Sleep Deep Rest)*: Cette méthode de relaxation permet de se reposer profondément sans passer par le sommeil et de retrouver un état de repos et de détente semblable à celui du sommeil, tout en restant éveillé et conscient.

La séance typique de NSDR commence par une préparation mentale et physique, suivie d'un guidage vocal qui vous emmène dans un état de relaxation profonde. Pendant cette période, vous explorez consciemment votre corps, vos sensations et vos émotions, tout en restant totalement détendu. L'objectif est de libérer les tensions, d'éliminer le stress, et de recharger votre énergie de manière profonde et efficace.

Les bienfaits sont nombreux : réduction du stress et de l'anxiété, amélioration du sommeil, augmentation de la concentration et de la créativité, stimulation du système immunitaire, amélioration de la gestion du poids... Si on regarde bien, cela va dans le sens de notre objectif hormonal !

La pratique :

1- **Choisissez un environnement calme:** Trouvez un endroit tranquille où vous ne serez pas dérangé pendant votre séance.

2- **Adoptez une posture confortable:** Allongé sur le dos ou assis dans une position confortable, fermez les yeux et détendez-vous.

3- **Suivez un guide ou une séance enregistrée:** Suivez une séance guidée en utilisant des ressources en ligne ou des applications dédiées. YouTube (entre autre) est votre ami.

Trouvez une vidéo sans publicité pour éviter d'être violemment réveillé au milieu de votre voyage céleste par une promotion sur les rasoirs électriques solaires ou par une formule miracle pour devenir millionnaire en 7 jours…

4- **Pratiquez régulièrement:** Pour récolter les bienfaits du NSDR, pratiquez-le de manière régulière, de préférence tous les jours ou selon vos besoins.

- **Sommeil:** Une quantité (idéalement entre 8 et 9 heures) et une qualité de sommeil suffisante est essentielle pour obtenir de hauts taux de testostérone. Pour ce faire : coucher vous tôt et à heures régulières, relaxez-vous avant de vous mettre au lit, aérez votre chambre avant de dormir (trop de chaleur est néfaste au sommeil), stopper les écrans au moins deux heures avant votre heure de coucher, évitez les excitants comme le café et l'alcool, dînez tôt, à partir du moment où le soleil se couche ne mettez plus de lumières au plafond mais plutôt des lampes basses… Vous pouvez aussi dormir avec des bouchons d'oreilles et / ou un masque de sommeil (veillez juste à ce qu'il ait une forme permettant aux yeux de bouger, car un masque qui fait pression sur vos yeux, nuit à votre sommeil et à votre récupération).

- **Soleil:** Le soleil joue un rôle indirect mais important dans la régulation des niveaux de testostérone en favorisant la production de vitamine D, qui à son tour aide à maintenir des taux de testostérone sains. S'exposer régulièrement mais sans prendre de coups de soleil. Le soleil d'avant 11h00 et d'après 16h00 est en général sain. Exposer le plus de parties du corps possibles : bras, torses, dos, jambes.

- **Jeûne:** Le jeûne court (intermittent ou de 24 heures) permet au corps de brûler des graisses corporelles (qui en trop grande quantité sont néfastes à la testostérone), de réguler les niveaux d'insuline (qui trop haut et trop souvent vont entraver la production de testostérone) et de libérer de l'énergie qui sera non plus dédiée à la digestion mais au cerveau, au nettoyage du corps et à la production hormonale.

- **Sauna:** La sudation aide à chasser les toxines et les œstrogènes (hormones féminines) du corps. L'exercice physique vous aidera donc également dans ce sens…

- **Activité physique, musculation:** L'activité physique régulière, en particulier l'entraînement de résistance et les exercices de haute intensité, peut augmenter les niveaux de testostérone en favorisant sa production en réponse à la stimulation par l'adaptation et en réduisant la graisse corporelle. Cependant, il est essentiel de maintenir un équilibre entre repos et exercice, car des pratiques excessives (surentrainement) peuvent avoir des effets négatifs sur les niveaux hormonaux.

En musculation, plus vous allez vous entraîner (à la bonne dose) court, lourd et intensément mieux ce sera pour votre testostérone. Également privilégiez les exercices composés comme le squat, le soulevé de terre, le développé militaire, le développé couché, les kettlebell swings, le sprint qui recrutement plus de masse musculaire que les exercices d'isolation et qui demanderont une réponse hormonale d'adaptation plus forte.

Une fois vous être bien entraîné, la récupération par une bonne alimentation et un bon sommeil sera primordiale. Sans repos, la réponse adaptative hormonale et nerveuse ne peut se faire et la reconstruction ne peut avoir lieu.

- **Téléphone portable:** Les ondes sont néfastes pour vos parties et donc pour votre chère testostérone. Gardez-le au maximum en mode avion et ne le portez jamais dans les poches de votre pantalon. Si vous travaillez avec un ordinateur portable, ne prenez pas la mauvaise habitude de l'avoir sur vos genoux : cela réchauffe votre entrejambe et impacte négativement votre santé masculine.

- **Douche froide et glaces sur vos parties:** Les douches froides ont démontré une réelle capacité à stimuler la production de testostérone. L'exposition à l'eau froide active le système nerveux sympathique, ce qui peut entraîner une libération accrue de cette hormone et donc améliorer la vitalité, l'énergie et la performance physique. De plus, après ce premier effet, vous bénéficiez aussi d'une régulation du système nerveux et d'un meilleur rapport entre le stress et le calme. Le meilleur des deux mondes…

La douche froide est surtout une question d'habitude à prendre. Commencez par alterner du chaud et du froid (douche écossaise), à terminer votre douche avec du froid avant d'instaurer la nouvelle habitude de vous doucher exclusivement à l'eau froide.

L'application de blocs de glace sur vos parties consiste à exposer les testicules à des températures froides pendant une période relativement courte. Cette exposition au froid intense provoque une vasoconstriction (une réduction du flux sanguin vers les testicules). Cette réduction du flux sanguin a un effet intéressant sur la production de testostérone car lorsque les testicules sont exposés à des températures plus basses, ils peuvent augmenter leur activité pour compenser la réduction du flux sanguin. Cette augmentation de l'activité conduit donc à une production accrue de testostérone. Ayez des gonades et réglez moi cette douche sur eau froide !

PS: pour info il existe des sous-vêtements avec une « poche de glace » intégrée qui se met au congélateur… Vous comprenez le principe ? À vous de voir…

- **Sous-vêtements et pantalons:** Comme abordé juste au-dessus, nos chères amies (si vous suivez, vous savez de qui je parle) exigent une température légèrement plus basse que celle du reste du corps pour fonctionner de manière optimale. C'est pourquoi elles se baladent à l'extérieur du corps masculin. Cependant, le choix de sous-vêtements et de pantalons serrés impose une pression implacable sur cette région délicate, altérant ainsi le fonctionnement harmonieux de ces organes sensibles.

  Optez donc pour des sous-vêtements et des pantalons qui laissent à vos précieuses parties intimes l'espace nécessaire. Le coton, pour sa respirabilité, est souvent le choix judicieux. En outre, il est sage de choisir des vêtements plus amples de temps à autre, afin de permettre à vos testicules de respirer et de maintenir leur température optimale. Concernant les sous-vêtements, vous pouvez aussi simplement ne pas en porter… Pantalon en coton, ample et retrait du sous-vêtement sont la solution ultime !

- **Alcool, café et cigarette:** L'inflammation causée par la consommation d'alcool altère la production hormonale et la synthèse des protéines. Consommer plus de deux verres par semaine est considéré comme une surconsommation. Préférez le vin rouge bio à la bière : moins d'impact sur vos niveaux d'insuline et ne contient pas d'œstrogènes (la bière est faîte de houblon qui contient de l'hopéine qui est un phytoestrogène).

  La caféine a la capacité de stimuler la libération de cortisol, l'hormone du stress, qui peut ensuite interférer avec la production de testostérone. Il doit donc être consommé modérément pour maintenir des niveaux de testostérone optimaux.

  La cigarette provoque une condition chronique de faible oxygénation, endommageant tous les vaisseaux sanguins, y compris ceux qui alimentent les organes génitaux. Ils ont alors du mal à se dilater, ce qui limite l'afflux sanguin dans cette région. Son résultat inflammatoire va également impacter négativement directement le taux de testostérone. Commencez par en diminuer votre consommation avant de rechercher des moyens progressifs d'arrêter définitivement.

- **Perte de poids:** Il existe un lien indéniable entre le surpoids et les bas taux de testostérone. Les tissus adipeux, en particulier la graisse abdominale, ne sont pas de simples réserves de stockage de graisse. Ils sont actifs sur le plan métabolique et jouent un rôle clé dans la régulation hormonale. Malheureusement, les cellules adipeuses ont tendance à favoriser la conversion de la testostérone en œstrogène, l'hormone féminine. Ainsi, à mesure que le poids corporel augmente, les niveaux de testostérone ont tendance à diminuer.

De plus, le surpoids est souvent associé à l'insulino-résistance, un état dans lequel les cellules du corps ne répondent pas bien à l'insuline. Cela peut entraîner une augmentation de la production d'insuline, qui peut à son tour, affecter négativement la production de testostérone.

La perte de poids devient donc un allié essentiel dans la réhabilitation de nos niveaux de testostérone et lorsqu'elle est réalisée de manière intelligente et équilibrée, elle peut être un puissant outil pour rétablir l'harmonie hormonale dans le corps masculin. Elle offre non seulement la perspective de se débarrasser de l'excès de graisse corporelle, mais également celle de libérer la testostérone qui sommeille en chacun de nous, favorisant ainsi la santé globale et la vitalité.

- **La pornographie:** Soyons clair, il ne s'agit pas là de morale religieuse mais bel et bien de science. De plus en plus de recherches mettent en lumière son impact potentiellement néfaste sur la santé mentale et physique des individus, en particulier en ce qui concerne la testostérone et le cerveau.

Des études ont révélé que la consommation excessive de pornographie pourrait avoir un impact négatif sur les niveaux de testostérone. Cela peut sembler paradoxal, car la pornographie est souvent associée à une augmentation de la libido. Cependant, une exposition chronique à des stimuli sexuels artificiels peut entraîner une désensibilisation des récepteurs de la dopamine dans le cerveau, ce qui peut réduire la réactivité à des stimuli sexuels réels. Cette désensibilisation peut finalement se traduire par une diminution de la libido et une altération de la production de testostérone.

En outre, la pornographie peut également avoir un impact sur la manière dont notre cerveau perçoit les relations intimes. Les scénarios et les acteurs dans la pornographie ne reflètent souvent pas la réalité des relations sexuelles authentiques et intimes. Une exposition prolongée à ces représentations peut conduire à des attentes irréalistes et à une déconnexion par rapport à la réalité. Cela peut entraîner des difficultés dans les relations réelles et, par conséquent, des problèmes de santé mentale tels que l'anxiété sociale et la dépression.

Les neurosciences ont également montré que la pornographie peut altérer la plasticité cérébrale. Des études ont révélé que la consommation excessive de pornographie peut entraîner des changements dans la structure et la fonction du cerveau. Les régions du cerveau liées à la récompense et au plaisir, telles que le noyau accumbens et la voie dopaminergique, peuvent subir des altérations qui rendent plus difficile la régulation des comportements compulsifs. Cette neuroadaptation peut contribuer à une utilisation accrue de la pornographie, créant ainsi un cercle vicieux difficile à briser.

En termes simples, vous n'avez absolument rien à gagner avec le porno. Arrêtez de consommer ce type contenu et donnez-vous l'opportunité de pouvoir retrouver une meilleure énergie, une meilleure forme physique, un cerveau plus performant et une aisance sociale amplifiée.

***

En prenant en compte les conseils présents dans ce manuel, vous parviendrez certainement à progresser dans le bon sens. Selon votre niveau de motivation, vos connaissances, votre situation médicale, orientez-vous vers un médecin et/ou un coach pour vous faire accompagner.

PARTIE 3

Compléments alimentaires – boostez vos hormones !

Vitamines, minéraux, oligo-éléments, acides gras

Vitamine D3: La vitamine D est essentielle à l'équilibre hormonal d'autant plus qu'on parle d'elle de plus en plus comme une prohormome à part entière. Veillez à prendre le soleil, à manger des avocats et à vous procurer un apport de 5000 UI (équivalent à 125 microgrammes), surtout en hiver.

Magnésium: Le magnésium est essentiel à une synthèse normale de la testostérone chez l'homme. Veillez à avoir des apports d'au moins 300 milligrammes. Choisissez un magnésium malate, taurate ou bisglycinate, mieux assimilé que d'autres versions. Pris le soir, il vous aidera à aborder le sommeil plus efficacement.

Zinc: Le zinc n'augmente pas directement les niveaux de testostérone, mais aide à maintenir les niveaux de testostérone au-dessus des niveaux d'œstrogène : le résultat est donc celui escompté ! Consommez des fruits de mer, des jaunes d'œufs et veillez à obtenir au moins 15 milligrammes de zinc par jour, bisglycinate ou picolinate.

Bore: Le bore aide à promouvoir une croissance et une minéralisation osseuses optimales, contribuer au maintien d'une activité hormonale équilibrée et renforcer le fonctionnement optimal du système immunitaire. 3 milligrammes par jour est un bon dosage.

Oméga 3: Les oméga 3 sont bons pour la perte de graisse, le cœur, le cerveau, la masse musculaire, la réduction du stress, la réduction de l'inflammation… Autant de bonnes raisons de s'en supplémenter. Veillez à ce que le complément soit exempt de métaux lourds et conservez-le toujours au frigo (fraîcheur et obscurité vont préserver la stabilité de cette huile). Consommez des sardines et des maquereaux et assurez un apport d'au moins 3 grammes par jour.

Végétal et animal

Maca: D'après des sources historiques, les guerriers incas avaient pour habitude de renforcer leur vitalité en consommant du maca avant chaque bataille. Cette plante, originaire des montagnes des Andes péruviennes, se développe à des altitudes impressionnantes, oscillant entre 3500 et 4500 mètres au-dessus du niveau de la mer. Le maca se révèle être une plante robuste, résistant aux rigueurs climatiques telles que les fortes chaleurs en journée, les températures glaciales la nuit, les sols arides, les rayons ardents du soleil et les vents puissants. Il agit comme un tonique et aphrodisiaque naturel, équilibre les hormones, booste l'énergie, réduit le stress, et peut améliorer la fertilité.

Dosage recommandé: entre 1 à 2 grammes par jour, répartis en 2-3 prises.

Ashwaganda: L'Ashwagandha est une plante adaptogène d'origine indienne (également connu sous le nom de ginseng indien) faisant partie des herbes médicinales les plus renommées de la médecine traditionnelle de l'Inde, l'Ayurveda. Elle contribue à réduire le stress, équilibrer les hormones, augmenter l'énergie, et favoriser la fertilité.

Dosage recommandé: entre 2 à 4 grammes de racine séchée ou 300 à 500 milligrammes d'extrait par jour. Faire une cure de trois mois puis 1 mois de pause.

Ginseng: Connue depuis des milliers d'années, le ginseng trouve ses origines en Asie du Nord-Est. La culture du ginseng est aujourd'hui principalement concentrée en Corée et en Chine, où elle requiert des conditions et des techniques de culture très spécifiques. Les avantages du ginseng pour la libido sont l'augmentation du désir sexuel, la stimulation de l'énergie, une optimisation de la circulation sanguine, l'amélioration de la performance sexuelle et la réduction du stress.

Dosage recommandé: Prendre 800 milligrammes à 2 grammes par jour. Faire une cure de trois mois puis 1 mois de pause.

Tongkat Ali: Le tongkat ali, communément appelé le «ginseng malaisien», est une plante traditionnellement utilisée depuis des siècles dans le Sud-Est asiatique. Il pousse à l'état sauvage en Asie du Sud-Est, et sa racine est consommée depuis des générations en vue d'améliorer le bien-être, d'augmenter la vigueur physique, et de raviver la libido. Une consommation régulière de tongkat ali est en effet associée à une augmentation du désir et des performances sexuelles, ainsi qu'à une amélioration du bien-être physique, sexuel et psychologique.

Dosage recommandé: Prendre 400 milligrammes par jour.

Muira Puama: Le muira puama, communément désigné sous le nom de « bois bandé », est une plante médicinale qui trouve ses racines dans la forêt amazonienne, avec des régions comme le Brésil et la Guyane française comme berceaux naturels. Les peuples indigènes d'Amazonie ont utilisé le muira puama depuis des générations pour traiter l'impuissance, les problèmes neuromusculaires, les rhumatismes et certaines affections virales. Il est également reconnu comme un tonique nerveux et un puissant aphrodisiaque.

Dosage recommandé: Entre 2 et 3 grammes par jour en deux prises.

Damiana: Originaire des Mayas, la damiana est une plante à fleurs jaunes reconnue pour ses vertus aphrodisiaques, tant chez les femmes que chez les hommes. Les feuilles de damiana contiennent des flavonoïdes qui contribuent à l'augmentation de l'excitation sexuelle. Chez les hommes, la damiana agit comme un stimulant sexuel en favorisant la production d'oxyde nitrique, crucial pour l'érection. Elle contribue également à lutter contre la baisse de la libido, tant chez les femmes que chez les hommes. En outre, la damiana est réputée pour ses propriétés anxiolytiques favorisant donc la relaxation.

Dosage recommandé: Utiliser 2 à 3 grammes par jour répartis en plusieurs prises.

Schisandra: La baie de Schisandra, originaire de Chine et de Mongolie, est communément appelée la "baie aux cinq saveurs" mais aussi "fruit de l'amour" car elle était donnée aux jeunes mariés avant leur nuit de noces. Elle stimule les sens en agissant sur le système nerveux, et s'avère bénéfique pour traiter divers problèmes tels que l'impuissance, la baisse de libido et l'éjaculation précoce. De plus, elle joue un rôle positif dans la fertilité et agit comme régulateur au sein du système hormonal.

Dosage recommandé: Prendre entre 400 milligrammes et 2 grammes par jour répartis en plusieurs prises.

Fadogia Agrestis: La Fadogia agrestis est une plante que l'on trouve en Afrique de l'Ouest, notamment au Nigeria. Historiquement, la fadogia agrestis a été employée pour traiter divers maux, et son extrait est principalement prisé pour ses bienfaits sur la performance sexuelle masculine, en traitant notamment la dysfonction érectile. En plus de ces vertus, on lui prête des propriétés diurétiques, anti-inflammatoires et analgésiques.

Dosage recommandé: Prendre 400 milligrammes par jour.

Mucuna Pruriens: La mucuna, également connue sous le nom de pois mascate, est une plante reconnue pour ses multiples bienfaits, notamment son rôle stimulant sur la libido. Elle est réputée pour raviver la vitalité et augmenter le désir sexuel. Cette plante agit en stimulant la production de testostérone tout en réduisant la sécrétion de prolactine, une hormone qui peut neutraliser les effets de la testostérone dans le corps. Ce rééquilibrage hormonal contribue à atténuer divers problèmes sexuels tels que le manque de désir ou l'impuissance. Sa teneur élevée en L-Dopa confère à la mucuna des effets aphrodisiaques rapidement perceptibles.

Dosage recommandé: De 300 à 1200 milligrammes de mucuna pruriens standardisé à 15% de L-dopa.

Gingembre: Le gingembre, une racine largement utilisée en cuisine et en médecine traditionnelle, offre une gamme diversifiée de bienfaits pour la santé. Doté de propriétés antioxydantes et anti-inflammatoires, il renforce le système immunitaire, réduit l'inflammation et favorise une digestion saine. Il est également reconnu pour son efficacité dans le soulagement des nausées, des vomissements et de la fatigue. Le gingembre peut contribuer à améliorer la santé cardiovasculaire et aider à réguler le diabète. En outre, ses qualités aphrodisiaques naturelles en font un allié apprécié pour stimuler l'appétit sexuel, augmenter le désir et intensifier le plaisir.

Dosage recommandé: Consommez-le quotidiennement, frais dans vos plats, en poudre dans vos smoothies ou shaker, en jus dans votre extracteur, en infusion ou en complément alimentaire sous forme de gélules de 500 milligrammes à 1300 milligrammes.

Nigelle: La nigelle, également connue sous le nom de cumin noir, est une plante reconnue pour ses multiples propriétés médicinales. Dotée d'une puissante activité antioxydante, elle présente des vertus anti-allergiques, anti-inflammatoires, et anti-infectieuses. Elle stimule le système immunitaire en favorisant la production de globules blancs et de globules rouges, améliorant ainsi l'oxygénation des cellules. De plus, elle offre des bienfaits antidiabétiques, cardiovasculaires et anti-hypertensifs, ainsi qu'une protection gastro-intestinale en facilitant la digestion. Ses propriétés diurétiques contribuent à la santé du foie et des reins, favorisant l'élimination des toxines par les voies urinaires et fécales. En outre, la nigelle est réputée pour ses effets aphrodisiaques et reproductifs, stimulant la libido et favorisant la fertilité chez les hommes et les femmes. Enfin, elle est connue pour ses propriétés apaisantes et anti-anxiolytiques, offrant une aide précieuse dans la lutte contre la dépression, le stress et les troubles du sommeil.

Dosage recommandé : Consommez-la sous forme d'huile, de poudre, de tisane, de graines ou en complément alimentaire sous forme de gélules de 500 milligrammes à 1500 milligrammes par jour.

Sarriette: La sarriette est une plante connue depuis l'antiquité, réputée pour ses propriétés stimulantes et tonifiantes. Utilisée comme aphrodisiaque, elle a même été interdite dans les monastères. Cette plante est appréciée pour ses diverses propriétés, notamment son action antibactérienne, son efficacité contre les troubles digestifs et son rôle dans la régulation de la libido. En raison de son effet chauffant sur les muqueuses, elle est réputée pour éveiller le désir et traiter la baisse de libido, y compris pour l'éjaculation précoce. La sarriette peut également être bénéfique pour surmonter la fatigue passagère ou chronique, pour faciliter la récupération après une convalescence ou un effort physique intense.

Dosage recommandé: Consommez-la dans vos plats, en poudre, en tisane ou en complément alimentaire sous forme de gélules de 400 milligrammes à 1200 milligrammes par jour.

Fenugrec: Originaire de l'Asie et de la région méditerranéenne, le fenugrec est une plante prisée depuis longtemps dans de nombreuses cultures pour ses vertus curatives. Il est réputé pour ses capacités à réduire l'inflammation, à réguler la glycémie et le taux de cholestérol, ainsi qu'à stimuler la libido masculine. Il favorise une vie sexuelle épanouie en augmentant l'excitation, la fertilité ainsi que l'énergie et l'endurance des hommes.

Dosage recommandé : Consommez-le sous forme de graines germées, de poudre, de tisane ou en complément alimentaire sous forme de gélules de 500 milligrammes à 3000 milligrammes par jour.

Orties: L'ortie est réputée pour son rôle crucial dans l'augmentation de la testostérone. Cette capacité en fait un allié naturel précieux pour soutenir l'équilibre hormonal chez les hommes. En plus de cette propriété, elle offre des bienfaits essentiels pour la prostate, les voies urinaires, la régulation de la glycémie, la lutte contre l'hypertension, les allergies et l'inflammation.

Dosage recommandé: Consommez ses feuilles sous forme de poudre, de tisane ou en complément alimentaire sous forme de gélules de 500 milligrammes à 5000 milligrammes par jour.

Ail: L'ail, contribue à réduire les taux de cortisol et à maintenir des niveaux de testostérone sains. Cela peut être attribué à sa richesse en allicine, qui semble favoriser la libération de l'hormone lutéinisante (LH), ce qui entraîne une augmentation du taux de testostérone dans la circulation sanguine.

Dosage recommandé: Consommez-le frais (2 à 3 gousses par jour soit entre 8 et 12 grammes), sous forme de poudre, d'huile ou en complément alimentaire sous forme de gélules (extrait standardisé à 1,3 % d'allicine, soit de 3,6 mg à 5,4 mg d'allicine par gramme de poudre) de 200 milligrammes à 400 milligrammes, jusqu'à trois fois par jour.

Chair d'huitres: Les compléments alimentaires à base de chair d'huîtres présentent une réserve remarquable de zinc et autres micronutriments indispensables à la vitalité. Ces créatures marines filtrent chaque jour entre 6 et 7 litres d'eau, capturant ainsi les éléments essentiels à leur propre développement. Après leur récolte, les huîtres sont délicatement séchées à une vitesse lente, préservant ainsi l'intégralité de leurs nutriments qui demeurent solidement liés à leur chair. Le zinc contenu dans ces huîtres est hautement assimilable, car il se lie aux molécules protéiniques qui sont rapidement absorbées par l'organisme. De la même manière, cela s'applique à l'iode, au magnésium et au calcium. La chair d'huître exerce des effets bénéfiques sur la libido masculine ainsi que sur les problèmes de fertilité et joue un rôle prépondérant dans la spermatogenèse et la mobilité du sperme.

Dosage recommandé: Idéalement, consommez des huîtres fraîches aussi souvent que possible ! Et sous forme de complément alimentaire de 1 gramme jusqu'à 3 grammes. Les fruits de mer sont de manière générale des bombes de nutriments donc faîtes leur la part belle : huître, moule, bigorneau, coquille St Jacques…

Chrysine: La chrysine, extraite de la passiflore ou fleur de la passion (Passiflora cœrulea), est un flavonoïde naturel que l'on trouve couramment en Océanie, en Afrique, en Asie, en Amérique centrale et aux Caraïbes. Les conquistadors espagnols ont découvert les propriétés sédatives de cette plante grâce aux Indiens du Pérou et du Brésil.

Ses capacités d'inhibition naturelle de l'aromatase, une enzyme qui transforme les hormones sexuelles masculines en hormones féminines, telles que la testostérone en œstrogènes dans différentes parties du corps, en font un candidat potentiellement précieux pour augmenter la testostérone libre chez les hommes, notamment ceux plus âgés.

En outre, la chrysine présente aussi des attributs anxiolytiques qui pourraient renforcer son potentiel à stimuler la libido car parmi les facteurs majeurs de l'insatisfaction sexuelle, on retrouve le stress et l'anxiété.

Combinée à la pipérine, son efficacité est multipliée.

Dosage recommandé: Consommez de la passiflore sous forme de tisane ou de la chrysine en complément alimentaire sous forme de gélules de 500 milligrammes à 1500 milligrammes par jour.

DIM: Le DIM, ou Di-indolylméthane, est un composé naturel qui se forme pendant la digestion des légumes crucifères. Il contribue à réguler l'équilibre hormonal en modulant les effets des œstrogènes et en réduisant la conversion de la testostérone en œstrogènes. Les niveaux excessifs d'œstrogènes peuvent entraîner divers troubles tels que fatigue, migraines, douleurs musculaires, diminution de la libido et problèmes de prostate.

Dosage recommandé: Consommez des crucifères (roquette, cresson, navet, radis, brocoli, chou de Bruxelles…) et / ou du DIM sous forme de gélules jusqu'à 400 milligrammes par jour.

Champignons

Cordyceps: Le cordyceps, souvent appelé le "viagra tibétain", est un champignon réputé pour ses effets aphrodisiaques. Il favorise la circulation sanguine dans les organes génitaux, stimulant ainsi la libido. En plus de cela, il agit comme un adaptogène puissant, aidant à renforcer la résistance aux effets du stress en repoussant la fatigue et en améliorant les performances physiques et mentales. Par ailleurs, ses propriétés anti-inflammatoires et antioxydantes en font un allié précieux pour améliorer la fonction rénale et combattre les infections urinaires.

Dosage recommandé: Sous forme de gélules (extrait de cordyceps), prendre de 1 gramme à 3 grammes par jour.

Acides Aminés

Arginine: L'arginine, un acide aminé essentiel, joue un rôle crucial dans la régulation de divers processus physiologiques. En favorisant la synthèse du monoxyde d'azote (NO), elle stimule la dilatation des vaisseaux sanguins, augmentant ainsi l'afflux sanguin et favorisant la vasodilation. Ces effets contribuent au gonflement et au durcissement des organes sexuels, ce qui peut être bénéfique pour la fonction érectile chez les hommes.

Dosage recommandé: De 1 gramme à 3 grammes par jour.

Citrulline: Elle est le précurseur de l'arginine vue ci-dessus. Son principal atout réside dans sa capacité à pénétrer directement dans les divers organes dès son absorption, agissant ainsi rapidement. Dans les reins, elle se métamorphose en arginine, le précurseur de l'oxyde nitrique (NO). Privilégiez la citrulline à l'arginine, ou mieux vous trouverez facilement un complément qui vous propose une combinaison des deux molécules.

Dosage recommandé: De 3 grammes à 5 grammes par jour.

CONCLUSION

En principe, à ce stade, vous avez les outils nécessaires à la résolution de votre problématique. Si ce n'est pas déjà fait, passez à l'action. Modifiez petit à petit votre alimentation, vos habitudes et voyez les changements qui opèrent.

N'oubliez pas que la santé est globale et que pour exprimer son plein potentiel, il faut implémenter des changements sur différents plans. Une fois mis en place, c'est l'effet cumulé et le temps qui joueront en votre faveur.

Soyez patients, persévérants et si un sujet vous a particulièrement intéressé, n'hésitez pas à explorer par vous-même, qui sait où cela pourra vous mener ?

Je vous souhaite très sincèrement une excellente santé et un bon voyage sur le chemin de votre amélioration !

www.ingramcontent.com/pod-product-compliance
Lightning Source LLC
Chambersburg PA
CBHW060808260726

48660CB00002B/842